DÉTAILS DU PROPRIÉTAIRE

Nom:
Adresse e-mail:
Téléphone:
Personne à contacter en cas d'urgence:

DÉTAILS DU JOURNAL DE BORD

Date de début du journal :
Date de fin du journal :

Date: _____ **Groupe musculaire :** _____

L   M   M   J   V   S   D
○   ○   ○   ○   ○   ○   ○

Heure de début: _____

Lester: _____ **Heure de fin :** _____

☐ **Haut du corps**   ☐ **Bas du corps**   ☐ **Abdos**

Exercer:	Ensemble:	1	2	3	4	5	6	7
	Répétitions							
	Lester							
	Répétitions							
	Lester							
	Répétitions							
	Lester							
	Répétitions							
	Lester							
	Répétitions							
	Lester							
	Répétitions							
	Lester							
	Répétitions							
	Lester							
	Répétitions							
	Lester							

Cardio	Temps	Distance	Rythme cardiaque	Calories brûlées

Des mesures

Cou	Biceps droit	Biceps gauche	Poitrine	Taille	Hanches	Cuisse droite	Cuisse gauche	Veau

Date: _____ Groupe musculaire : _____

L M M J V S D   Heure de début: _____
○ ○ ○ ○ ○ ○ ○

Lester: _____ Heure de fin : _____

☐ Haut du corps ☐ Bas du corps ☐ Abdos

Exercer:	Ensemble:	1	2	3	4	5	6	7
	Répétitions							
	Lester							
	Répétitions							
	Lester							
	Répétitions							
	Lester							
	Répétitions							
	Lester							
	Répétitions							
	Lester							
	Répétitions							
	Lester							
	Répétitions							
	Lester							
	Répétitions							
	Lester							

Cardio	Temps	Distance	Rythme cardiaque	Calories brûlées

Des mesures

Cou	Biceps droit	Biceps gauche	Poitrine	Taille	Hanches	Cuisse droite	Cuisse gauche	Veau

Date: _____ Groupe musculaire : _____

L M M J V S D   Heure de début: _____
○ ○ ○ ○ ○ ○ ○

Lester: _____ Heure de fin : _____

☐ Haut du corps   ☐ Bas du corps   ☐ Abdos

Exercer:	Ensemble:	1	2	3	4	5	6	7
	Répétitions							
	Lester							
	Répétitions							
	Lester							
	Répétitions							
	Lester							
	Répétitions							
	Lester							
	Répétitions							
	Lester							
	Répétitions							
	Lester							
	Répétitions							
	Lester							
	Répétitions							
	Lester							

Cardio	Temps	Distance	Rythme cardiaque	Calories brûlées

Des mesures

Cou	Biceps droit	Biceps gauche	Poitrine	Taille	Hanches	Cuisse droite	Cuisse gauche	Veau

Date: _____ Groupe musculaire : _____

L M M J V S D
○ ○ ○ ○ ○ ○ ○   Heure de début: _____

Lester: _____ Heure de fin : _____

☐ Haut du corps   ☐ Bas du corps   ☐ Abdos

Exercer:	Ensemble:	1	2	3	4	5	6	7
	Répétitions							
	Lester							
	Répétitions							
	Lester							
	Répétitions							
	Lester							
	Répétitions							
	Lester							
	Répétitions							
	Lester							
	Répétitions							
	Lester							
	Répétitions							
	Lester							
	Répétitions							
	Lester							

Cardio	Temps	Distance	Rythme cardiaque	Calories brûlées

Des mesures

Cou	Biceps droit	Biceps gauche	Poitrine	Taille	Hanches	Cuisse droite	Cuisse gauche	Veau

Date: _____ **Groupe musculaire :** _____

L M M J V S D
○ ○ ○ ○ ○ ○ ○   **Heure de début:** _____

Lester: _____ **Heure de fin :** _____

☐ Haut du corps   ☐ Bas du corps   ☐ Abdos

Exercer:	Ensemble:	1	2	3	4	5	6	7
	Répétitions							
	Lester							
	Répétitions							
	Lester							
	Répétitions							
	Lester							
	Répétitions							
	Lester							
	Répétitions							
	Lester							
	Répétitions							
	Lester							
	Répétitions							
	Lester							
	Répétitions							
	Lester							

Cardio	Temps	Distance	Rythme cardiaque	Calories brûlées

Des mesures

Cou	Biceps droit	Biceps gauche	Poitrine	Taille	Hanches	Cuisse droite	Cuisse gauche	Veau

Date: _____   Groupe musculaire : _____

L M M J V S D   Heure de début: _____
○ ○ ○ ○ ○ ○ ○

Lester: _____ Heure de fin : _____

☐ Haut du corps   ☐ Bas du corps   ☐ Abdos

Exercer:	Ensemble:	1	2	3	4	5	6	7
	Répétitions							
	Lester							
	Répétitions							
	Lester							
	Répétitions							
	Lester							
	Répétitions							
	Lester							
	Répétitions							
	Lester							
	Répétitions							
	Lester							
	Répétitions							
	Lester							
	Répétitions							
	Lester							

Cardio	Temps	Distance	Rythme cardiaque	Calories brûlées

Des mesures

Cou	Biceps droit	Biceps gauche	Poitrine	Taille	Hanches	Cuisse droite	Cuisse gauche	Veau

Date: _____ Groupe musculaire : _____

L M M J V S D Heure de début: _____
○ ○ ○ ○ ○ ○ ○

Lester: _____ Heure de fin : _____

☐ Haut du corps   ☐ Bas du corps   ☐ Abdos

Exercer:	Ensemble:	1	2	3	4	5	6	7
	Répétitions							
	Lester							
	Répétitions							
	Lester							
	Répétitions							
	Lester							
	Répétitions							
	Lester							
	Répétitions							
	Lester							
	Répétitions							
	Lester							
	Répétitions							
	Lester							
	Répétitions							
	Lester							

Cardio	Temps	Distance	Rythme cardiaque	Calories brûlées

Des mesures

Cou	Biceps droit	Biceps gauche	Poitrine	Taille	Hanches	Cuisse droite	Cuisse gauche	Veau

Date: _____ Groupe musculaire : _____

L M M J V S D   Heure de début: _____
○ ○ ○ ○ ○ ○ ○

Lester: _____ Heure de fin : _____

☐ Haut du corps   ☐ Bas du corps   ☐ Abdos

Exercer:	Ensemble:	1	2	3	4	5	6	7
	Répétitions							
	Lester							
	Répétitions							
	Lester							
	Répétitions							
	Lester							
	Répétitions							
	Lester							
	Répétitions							
	Lester							
	Répétitions							
	Lester							
	Répétitions							
	Lester							
	Répétitions							
	Lester							

Cardio	Temps	Distance	Rythme cardiaque	Calories brûlées

Des mesures

Cou	Biceps droit	Biceps gauche	Poitrine	Taille	Hanches	Cuisse droite	Cuisse gauche	Veau

Date: _____ **Groupe musculaire :** _____

L M M J V S D
○ ○ ○ ○ ○ ○ ○

Heure de début: _____

Lester: _____ **Heure de fin :** _____

☐ **Haut du corps**   ☐ **Bas du corps**   ☐ **Abdos**

Exercer:	Ensemble:	1	2	3	4	5	6	7
	Répétitions							
	Lester							
	Répétitions							
	Lester							
	Répétitions							
	Lester							
	Répétitions							
	Lester							
	Répétitions							
	Lester							
	Répétitions							
	Lester							
	Répétitions							
	Lester							
	Répétitions							
	Lester							

Cardio	Temps	Distance	Rythme cardiaque	Calories brûlées

Des mesures

Cou	Biceps droit	Biceps gauche	Poitrine	Taille	Hanches	Cuisse droite	Cuisse gauche	Veau

Date: _____ Groupe musculaire : _____

L M M J V S D   Heure de début: _____
○ ○ ○ ○ ○ ○ ○

Lester: _____ Heure de fin : _____

☐ Haut du corps   ☐ Bas du corps   ☐ Abdos

Exercer:	Ensemble:	1	2	3	4	5	6	7
	Répétitions							
	Lester							
	Répétitions							
	Lester							
	Répétitions							
	Lester							
	Répétitions							
	Lester							
	Répétitions							
	Lester							
	Répétitions							
	Lester							
	Répétitions							
	Lester							
	Répétitions							
	Lester							

Cardio	Temps	Distance	Rythme cardiaque	Calories brûlées

Des mesures

Cou	Biceps droit	Biceps gauche	Poitrine	Taille	Hanches	Cuisse droite	Cuisse gauche	Veau

Date: _____ Groupe musculaire : _____

L M M J V S D   Heure de début: _____
○ ○ ○ ○ ○ ○ ○

Lester: _____ Heure de fin : _____

☐ Haut du corps   ☐ Bas du corps   ☐ Abdos

Exercer:	Ensemble:	1	2	3	4	5	6	7
	Répétitions							
	Lester							
	Répétitions							
	Lester							
	Répétitions							
	Lester							
	Répétitions							
	Lester							
	Répétitions							
	Lester							
	Répétitions							
	Lester							
	Répétitions							
	Lester							

Cardio	Temps	Distance	Rythme cardiaque	Calories brûlées

Des mesures

Cou	Biceps droit	Biceps gauche	Poitrine	Taille	Hanches	Cuisse droite	Cuisse gauche	Veau

Date: _____ **Groupe musculaire :** _____

L M M J V S D
○ ○ ○ ○ ○ ○ ○

Heure de début: _____

Lester: _____ **Heure de fin :** _____

☐ Haut du corps   ☐ Bas du corps   ☐ Abdos

Exercer:	Ensemble:	1	2	3	4	5	6	7
	Répétitions							
	Lester							
	Répétitions							
	Lester							
	Répétitions							
	Lester							
	Répétitions							
	Lester							
	Répétitions							
	Lester							
	Répétitions							
	Lester							
	Répétitions							
	Lester							
	Répétitions							
	Lester							

Cardio	Temps	Distance	Rythme cardiaque	Calories brûlées

Des mesures

Cou	Biceps droit	Biceps gauche	Poitrine	Taille	Hanches	Cuisse droite	Cuisse gauche	Veau

Date: _____ **Groupe musculaire :** _____

L M M J V S D
○ ○ ○ ○ ○ ○ ○   **Heure de début:** _____

Lester: _____ **Heure de fin :** _____

☐ Haut du corps   ☐ Bas du corps   ☐ Abdos

Exercer:	Ensemble:	1	2	3	4	5	6	7
	Répétitions							
	Lester							
	Répétitions							
	Lester							
	Répétitions							
	Lester							
	Répétitions							
	Lester							
	Répétitions							
	Lester							
	Répétitions							
	Lester							
	Répétitions							
	Lester							
	Répétitions							
	Lester							

Cardio	Temps	Distance	Rythme cardiaque	Calories brûlées

Des mesures

Cou	Biceps droit	Biceps gauche	Poitrine	Taille	Hanches	Cuisse droite	Cuisse gauche	Veau

Date: _____ **Groupe musculaire :** _____

L M M J V S D **Heure de début:** _____
○ ○ ○ ○ ○ ○ ○

Lester: _____ **Heure de fin :** _____

☐ **Haut du corps**   ☐ **Bas du corps**   ☐ **Abdos**

Exercer:	Ensemble:	1	2	3	4	5	6	7
	Répétitions							
	Lester							
	Répétitions							
	Lester							
	Répétitions							
	Lester							
	Répétitions							
	Lester							
	Répétitions							
	Lester							
	Répétitions							
	Lester							
	Répétitions							
	Lester							
	Répétitions							
	Lester							

Cardio	Temps	Distance	Rythme cardiaque	Calories brûlées

Des mesures

Cou	Biceps droit	Biceps gauche	Poitrine	Taille	Hanches	Cuisse droite	Cuisse gauche	Veau

Date: _____ **Groupe musculaire :** _____

L M M J V S D **Heure de début:** _____
○ ○ ○ ○ ○ ○ ○

Lester: _____ **Heure de fin :** _____

☐ **Haut du corps**   ☐ **Bas du corps**   ☐ **Abdos**

Exercer:	Ensemble:	1	2	3	4	5	6	7
	Répétitions							
	Lester							
	Répétitions							
	Lester							
	Répétitions							
	Lester							
	Répétitions							
	Lester							
	Répétitions							
	Lester							
	Répétitions							
	Lester							
	Répétitions							
	Lester							
	Répétitions							
	Lester							

Cardio	Temps	Distance	Rythme cardiaque	Calories brûlées

Des mesures

Cou	Biceps droit	Biceps gauche	Poitrine	Taille	Hanches	Cuisse droite	Cuisse gauche	Veau

Date: _____ Groupe musculaire : _____

L M M J V S D   Heure de début: _____
○ ○ ○ ○ ○ ○ ○

Lester: _____ Heure de fin : _____

☐ Haut du corps ☐ Bas du corps ☐ Abdos

Exercer:	Ensemble:	1	2	3	4	5	6	7
	Répétitions							
	Lester							
	Répétitions							
	Lester							
	Répétitions							
	Lester							
	Répétitions							
	Lester							
	Répétitions							
	Lester							
	Répétitions							
	Lester							
	Répétitions							
	Lester							
	Répétitions							
	Lester							

Cardio	Temps	Distance	Rythme cardiaque	Calories brûlées

Des mesures

Cou	Biceps droit	Biceps gauche	Poitrine	Taille	Hanches	Cuisse droite	Cuisse gauche	Veau

Date: _____   **Groupe musculaire :** _____

L   M   M   J   V   S   D   **Heure de début:** _____
○   ○   ○   ○   ○   ○   ○

Lester: _____   **Heure de fin :** _____

☐ **Haut du corps**   ☐ **Bas du corps**   ☐ **Abdos**

Exercer:	Ensemble:	1	2	3	4	5	6	7
	Répétitions							
	Lester							
	Répétitions							
	Lester							
	Répétitions							
	Lester							
	Répétitions							
	Lester							
	Répétitions							
	Lester							
	Répétitions							
	Lester							
	Répétitions							
	Lester							
	Répétitions							
	Lester							

Cardio	Temps	Distance	Rythme cardiaque	Calories brûlées

Des mesures

Cou	Biceps droit	Biceps gauche	Poitrine	Taille	Hanches	Cuisse droite	Cuisse gauche	Veau

Date: _____ **Groupe musculaire :** _____

L M M J V S D
◯ ◯ ◯ ◯ ◯ ◯ ◯   **Heure de début:** _____

Lester: _____ **Heure de fin :** _____

☐ **Haut du corps**   ☐ **Bas du corps**   ☐ **Abdos**

Exercer:	Ensemble:	1	2	3	4	5	6	7
	Répétitions							
	Lester							
	Répétitions							
	Lester							
	Répétitions							
	Lester							
	Répétitions							
	Lester							
	Répétitions							
	Lester							
	Répétitions							
	Lester							
	Répétitions							
	Lester							
	Répétitions							
	Lester							

Cardio	Temps	Distance	Rythme cardiaque	Calories brûlées

Des mesures

Cou	Biceps droit	Biceps gauche	Poitrine	Taille	Hanches	Cuisse droite	Cuisse gauche	Veau

Date: _____ **Groupe musculaire :** _____

L M M J V S D
○ ○ ○ ○ ○ ○ ○

Heure de début: _____

Lester: _____ **Heure de fin :** _____

☐ **Haut du corps**   ☐ **Bas du corps**   ☐ **Abdos**

Exercer:	Ensemble:	1	2	3	4	5	6	7
	Répétitions							
	Lester							
	Répétitions							
	Lester							
	Répétitions							
	Lester							
	Répétitions							
	Lester							
	Répétitions							
	Lester							
	Répétitions							
	Lester							
	Répétitions							
	Lester							
	Répétitions							
	Lester							

Cardio	Temps	Distance	Rythme cardiaque	Calories brûlées

Des mesures

Cou	Biceps droit	Biceps gauche	Poitrine	Taille	Hanches	Cuisse droite	Cuisse gauche	Veau

Date: _____   Groupe musculaire : _____

L M M J V S D   Heure de début: _____
○ ○ ○ ○ ○ ○ ○

Lester: _____   Heure de fin : _____

☐ Haut du corps   ☐ Bas du corps   ☐ Abdos

Exercer:	Ensemble:	1	2	3	4	5	6	7
	Répétitions							
	Lester							
	Répétitions							
	Lester							
	Répétitions							
	Lester							
	Répétitions							
	Lester							
	Répétitions							
	Lester							
	Répétitions							
	Lester							
	Répétitions							
	Lester							
	Répétitions							
	Lester							

Cardio	Temps	Distance	Rythme cardiaque	Calories brûlées

Des mesures

Cou	Biceps droit	Biceps gauche	Poitrine	Taille	Hanches	Cuisse droite	Cuisse gauche	Veau

Date: _____ **Groupe musculaire :** _____

L M M J V S D **Heure de début:** _____
○ ○ ○ ○ ○ ○ ○

Lester: _____ **Heure de fin :** _____

☐ **Haut du corps**   ☐ **Bas du corps**   ☐ **Abdos**

Exercer:	Ensemble:	1	2	3	4	5	6	7
	Répétitions							
	Lester							
	Répétitions							
	Lester							
	Répétitions							
	Lester							
	Répétitions							
	Lester							
	Répétitions							
	Lester							
	Répétitions							
	Lester							
	Répétitions							
	Lester							
	Répétitions							
	Lester							

Cardio	Temps	Distance	Rythme cardiaque	Calories brûlées

Des mesures

Cou	Biceps droit	Biceps gauche	Poitrine	Taille	Hanches	Cuisse droite	Cuisse gauche	Veau

Date: _____ Groupe musculaire : _____

L M M J V S D   Heure de début: _____
○ ○ ○ ○ ○ ○ ○

Lester: _____ Heure de fin : _____

☐ Haut du corps   ☐ Bas du corps   ☐ Abdos

Exercer:	Ensemble:	1	2	3	4	5	6	7
	Répétitions							
	Lester							
	Répétitions							
	Lester							
	Répétitions							
	Lester							
	Répétitions							
	Lester							
	Répétitions							
	Lester							
	Répétitions							
	Lester							
	Répétitions							
	Lester							
	Répétitions							
	Lester							

Cardio	Temps	Distance	Rythme cardiaque	Calories brûlées

Des mesures

Cou	Biceps droit	Biceps gauche	Poitrine	Taille	Hanches	Cuisse droite	Cuisse gauche	Veau

Date: _____ **Groupe musculaire :** _____

L M M J V S D   **Heure de début:** _____
○ ○ ○ ○ ○ ○ ○

Lester: _____ **Heure de fin :** _____

☐ **Haut du corps** ☐ **Bas du corps** ☐ **Abdos**

Exercer:	Ensemble:	1	2	3	4	5	6	7
	Répétitions							
	Lester							
	Répétitions							
	Lester							
	Répétitions							
	Lester							
	Répétitions							
	Lester							
	Répétitions							
	Lester							
	Répétitions							
	Lester							
	Répétitions							
	Lester							
	Répétitions							
	Lester							

Cardio	Temps	Distance	Rythme cardiaque	Calories brûlées

Des mesures

Cou	Biceps droit	Biceps gauche	Poitrine	Taille	Hanches	Cuisse droite	Cuisse gauche	Veau

Date: _____ Groupe musculaire : _____

L M M J V S D Heure de début: _____
◯ ◯ ◯ ◯ ◯ ◯ ◯

Lester: _____ Heure de fin : _____

☐ Haut du corps ☐ Bas du corps ☐ Abdos

Exercer:	Ensemble:	1	2	3	4	5	6	7
	Répétitions							
	Lester							
	Répétitions							
	Lester							
	Répétitions							
	Lester							
	Répétitions							
	Lester							
	Répétitions							
	Lester							
	Répétitions							
	Lester							
	Répétitions							
	Lester							
	Répétitions							
	Lester							

Cardio	Temps	Distance	Rythme cardiaque	Calories brûlées

Des mesures

Cou	Biceps droit	Biceps gauche	Poitrine	Taille	Hanches	Cuisse droite	Cuisse gauche	Veau

Date: _____ Groupe musculaire : _____

L M M J V S D Heure de début: _____
○ ○ ○ ○ ○ ○ ○

Lester: _____ Heure de fin : _____

☐ Haut du corps   ☐ Bas du corps   ☐ Abdos

Exercer:	Ensemble:	1	2	3	4	5	6	7
	Répétitions							
	Lester							
	Répétitions							
	Lester							
	Répétitions							
	Lester							
	Répétitions							
	Lester							
	Répétitions							
	Lester							
	Répétitions							
	Lester							
	Répétitions							
	Lester							
	Répétitions							
	Lester							

Cardio	Temps	Distance	Rythme cardiaque	Calories brûlées

Des mesures

Cou	Biceps droit	Biceps gauche	Poitrine	Taille	Hanches	Cuisse droite	Cuisse gauche	Veau

Date: _____ **Groupe musculaire :** _____

L M M J V S D **Heure de début:** _____
○ ○ ○ ○ ○ ○ ○

Lester: _____ **Heure de fin :** _____

☐ **Haut du corps** ☐ **Bas du corps** ☐ **Abdos**

Exercer:	Ensemble:	1	2	3	4	5	6	7
	Répétitions							
	Lester							
	Répétitions							
	Lester							
	Répétitions							
	Lester							
	Répétitions							
	Lester							
	Répétitions							
	Lester							
	Répétitions							
	Lester							
	Répétitions							
	Lester							
	Répétitions							
	Lester							

Cardio	Temps	Distance	Rythme cardiaque	Calories brûlées

Des mesures

Cou	Biceps droit	Biceps gauche	Poitrine	Taille	Hanches	Cuisse droite	Cuisse gauche	Veau

Date: _____   **Groupe musculaire :** _____

L M M J V S D
◯ ◯ ◯ ◯ ◯ ◯ ◯   **Heure de début:** _____

Lester: _____   **Heure de fin :** _____

☐ **Haut du corps**   ☐ **Bas du corps**   ☐ **Abdos**

Exercer:	Ensemble:	1	2	3	4	5	6	7
	Répétitions							
	Lester							
	Répétitions							
	Lester							
	Répétitions							
	Lester							
	Répétitions							
	Lester							
	Répétitions							
	Lester							
	Répétitions							
	Lester							
	Répétitions							
	Lester							
	Répétitions							
	Lester							

Cardio	Temps	Distance	Rythme cardiaque	Calories brûlées

Des mesures

Cou	Biceps droit	Biceps gauche	Poitrine	Taille	Hanches	Cuisse droite	Cuisse gauche	Veau

Date: _____   Groupe musculaire : _____

L M M J V S D   Heure de début: _____
○ ○ ○ ○ ○ ○ ○

Lester: _____   Heure de fin : _____

☐ Haut du corps   ☐ Bas du corps   ☐ Abdos

Exercer:	Ensemble:	1	2	3	4	5	6	7
	Répétitions							
	Lester							
	Répétitions							
	Lester							
	Répétitions							
	Lester							
	Répétitions							
	Lester							
	Répétitions							
	Lester							
	Répétitions							
	Lester							
	Répétitions							
	Lester							
	Répétitions							
	Lester							

Cardio	Temps	Distance	Rythme cardiaque	Calories brûlées

Des mesures

Cou	Biceps droit	Biceps gauche	Poitrine	Taille	Hanches	Cuisse droite	Cuisse gauche	Veau

Date: _____ Groupe musculaire : _____

L M M J V S D   Heure de début: _____
○ ○ ○ ○ ○ ○ ○

Lester: _____ Heure de fin : _____

☐ Haut du corps   ☐ Bas du corps   ☐ Abdos

Exercer:	Ensemble:	1	2	3	4	5	6	7
	Répétitions							
	Lester							
	Répétitions							
	Lester							
	Répétitions							
	Lester							
	Répétitions							
	Lester							
	Répétitions							
	Lester							
	Répétitions							
	Lester							
	Répétitions							
	Lester							
	Répétitions							
	Lester							

Cardio	Temps	Distance	Rythme cardiaque	Calories brûlées

Des mesures

Cou	Biceps droit	Biceps gauche	Poitrine	Taille	Hanches	Cuisse droite	Cuisse gauche	Veau

Date: _____ **Groupe musculaire :** _____

L M M J V S D
○ ○ ○ ○ ○ ○ ○   **Heure de début:** _____

Lester: _____ **Heure de fin :** _____

☐ **Haut du corps**   ☐ **Bas du corps**   ☐ **Abdos**

Exercer:	Ensemble:	1	2	3	4	5	6	7
	Répétitions							
	Lester							
	Répétitions							
	Lester							
	Répétitions							
	Lester							
	Répétitions							
	Lester							
	Répétitions							
	Lester							
	Répétitions							
	Lester							
	Répétitions							
	Lester							
	Répétitions							
	Lester							

Cardio	Temps	Distance	Rythme cardiaque	Calories brûlées

Des mesures

Cou	Biceps droit	Biceps gauche	Poitrine	Taille	Hanches	Cuisse droite	Cuisse gauche	Veau

Date: _____ Groupe musculaire : _____

L M M J V S D   Heure de début: _____
○ ○ ○ ○ ○ ○ ○

Lester: _____ Heure de fin : _____

☐ Haut du corps   ☐ Bas du corps   ☐ Abdos

Exercer:	Ensemble:	1	2	3	4	5	6	7
	Répétitions							
	Lester							
	Répétitions							
	Lester							
	Répétitions							
	Lester							
	Répétitions							
	Lester							
	Répétitions							
	Lester							
	Répétitions							
	Lester							
	Répétitions							
	Lester							
	Répétitions							
	Lester							

Cardio	Temps	Distance	Rythme cardiaque	Calories brûlées

Des mesures

Cou	Biceps droit	Biceps gauche	Poitrine	Taille	Hanches	Cuisse droite	Cuisse gauche	Veau

Date: _____ Groupe musculaire : _____

L M M J V S D
○ ○ ○ ○ ○ ○ ○   Heure de début: _____

Lester: _____ Heure de fin : _____

☐ Haut du corps   ☐ Bas du corps   ☐ Abdos

Exercer:	Ensemble:	1	2	3	4	5	6	7
	Répétitions							
	Lester							
	Répétitions							
	Lester							
	Répétitions							
	Lester							
	Répétitions							
	Lester							
	Répétitions							
	Lester							
	Répétitions							
	Lester							
	Répétitions							
	Lester							
	Répétitions							
	Lester							

Cardio	Temps	Distance	Rythme cardiaque	Calories brûlées

Des mesures

Cou	Biceps droit	Biceps gauche	Poitrine	Taille	Hanches	Cuisse droite	Cuisse gauche	Veau

Date: _____ Groupe musculaire : _____

L M M J V S D   Heure de début: _____
○ ○ ○ ○ ○ ○ ○

Lester: _____ Heure de fin : _____

☐ Haut du corps   ☐ Bas du corps   ☐ Abdos

Exercer:	Ensemble:	1	2	3	4	5	6	7
	Répétitions							
	Lester							
	Répétitions							
	Lester							
	Répétitions							
	Lester							
	Répétitions							
	Lester							
	Répétitions							
	Lester							
	Répétitions							
	Lester							
	Répétitions							
	Lester							
	Répétitions							
	Lester							

Cardio	Temps	Distance	Rythme cardiaque	Calories brûlées

Des mesures

Cou	Biceps droit	Biceps gauche	Poitrine	Taille	Hanches	Cuisse droite	Cuisse gauche	Veau

Date: _____   Groupe musculaire : _____

L M M J V S D   Heure de début: _____
○ ○ ○ ○ ○ ○ ○

Lester: _____   Heure de fin : _____

☐ Haut du corps   ☐ Bas du corps   ☐ Abdos

Exercer:	Ensemble:	1	2	3	4	5	6	7
	Répétitions							
	Lester							
	Répétitions							
	Lester							
	Répétitions							
	Lester							
	Répétitions							
	Lester							
	Répétitions							
	Lester							
	Répétitions							
	Lester							
	Répétitions							
	Lester							
	Répétitions							
	Lester							

Cardio	Temps	Distance	Rythme cardiaque	Calories brûlées

Des mesures

Cou	Biceps droit	Biceps gauche	Poitrine	Taille	Hanches	Cuisse droite	Cuisse gauche	Veau

Date: _____ Groupe musculaire : _____

L M M J V S D   Heure de début: _____
○ ○ ○ ○ ○ ○ ○

Lester: _____ Heure de fin : _____

☐ Haut du corps ☐ Bas du corps ☐ Abdos

Exercer:	Ensemble:	1	2	3	4	5	6	7
	Répétitions							
	Lester							
	Répétitions							
	Lester							
	Répétitions							
	Lester							
	Répétitions							
	Lester							
	Répétitions							
	Lester							
	Répétitions							
	Lester							
	Répétitions							
	Lester							
	Répétitions							
	Lester							

Cardio	Temps	Distance	Rythme cardiaque	Calories brûlées

Des mesures

Cou	Biceps droit	Biceps gauche	Poitrine	Taille	Hanches	Cuisse droite	Cuisse gauche	Veau

Date: _____ Groupe musculaire : _____

L M M J V S D   Heure de début: _____
○ ○ ○ ○ ○ ○ ○

Lester: _____ Heure de fin : _____

☐ Haut du corps   ☐ Bas du corps   ☐ Abdos

Exercer:	Ensemble:	1	2	3	4	5	6	7
	Répétitions							
	Lester							
	Répétitions							
	Lester							
	Répétitions							
	Lester							
	Répétitions							
	Lester							
	Répétitions							
	Lester							
	Répétitions							
	Lester							
	Répétitions							
	Lester							
	Répétitions							
	Lester							

Cardio	Temps	Distance	Rythme cardiaque	Calories brûlées

Des mesures

Cou	Biceps droit	Biceps gauche	Poitrine	Taille	Hanches	Cuisse droite	Cuisse gauche	Veau

Date: _____   **Groupe musculaire :** _____

L M M J V S D
○ ○ ○ ○ ○ ○ ○   **Heure de début:** _____

Lester: _____   **Heure de fin :** _____

☐ **Haut du corps**   ☐ **Bas du corps**   ☐ **Abdos**

Exercer:	Ensemble:	1	2	3	4	5	6	7
	Répétitions							
	Lester							
	Répétitions							
	Lester							
	Répétitions							
	Lester							
	Répétitions							
	Lester							
	Répétitions							
	Lester							
	Répétitions							
	Lester							
	Répétitions							
	Lester							
	Répétitions							
	Lester							

Cardio	Temps	Distance	Rythme cardiaque	Calories brûlées

Des mesures

Cou	Biceps droit	Biceps gauche	Poitrine	Taille	Hanches	Cuisse droite	Cuisse gauche	Veau

Date: _____ Groupe musculaire : _____

L M M J V S D   Heure de début: _____
○ ○ ○ ○ ○ ○ ○

Lester:_____ Heure de fin : _____

☐ Haut du corps   ☐ Bas du corps   ☐ Abdos

Exercer:	Ensemble:	1	2	3	4	5	6	7
	Répétitions							
	Lester							
	Répétitions							
	Lester							
	Répétitions							
	Lester							
	Répétitions							
	Lester							
	Répétitions							
	Lester							
	Répétitions							
	Lester							
	Répétitions							
	Lester							
	Répétitions							
	Lester							

Cardio	Temps	Distance	Rythme cardiaque	Calories brûlées

Des mesures

Cou	Biceps droit	Biceps gauche	Poitrine	Taille	Hanches	Cuisse droite	Cuisse gauche	Veau

Date: _____ **Groupe musculaire :** _____

L   M   M   J   V   S   D   **Heure de début:** _____
○   ○   ○   ○   ○   ○   ○

Lester: _____ **Heure de fin :** _____

☐ **Haut du corps**   ☐ **Bas du corps**   ☐ **Abdos**

Exercer:	Ensemble:	1	2	3	4	5	6	7
	Répétitions							
	Lester							
	Répétitions							
	Lester							
	Répétitions							
	Lester							
	Répétitions							
	Lester							
	Répétitions							
	Lester							
	Répétitions							
	Lester							
	Répétitions							
	Lester							
	Répétitions							
	Lester							

Cardio	Temps	Distance	Rythme cardiaque	Calories brûlées

Des mesures

Cou	Biceps droit	Biceps gauche	Poitrine	Taille	Hanches	Cuisse droite	Cuisse gauche	Veau

Date: _____ Groupe musculaire : _____

L M M J V S D
○ ○ ○ ○ ○ ○ ○ Heure de début: _____

Lester: _____ Heure de fin : _____

☐ Haut du corps ☐ Bas du corps ☐ Abdos

Exercer:	Ensemble:	1	2	3	4	5	6	7
	Répétitions							
	Lester							
	Répétitions							
	Lester							
	Répétitions							
	Lester							
	Répétitions							
	Lester							
	Répétitions							
	Lester							
	Répétitions							
	Lester							
	Répétitions							
	Lester							
	Répétitions							
	Lester							

Cardio	Temps	Distance	Rythme cardiaque	Calories brûlées

Des mesures

Cou	Biceps droit	Biceps gauche	Poitrine	Taille	Hanches	Cuisse droite	Cuisse gauche	Veau

Date: _____ Groupe musculaire : _____

L M M J V S D   Heure de début: _____
○ ○ ○ ○ ○ ○ ○

Lester: _____ Heure de fin : _____

☐ Haut du corps   ☐ Bas du corps   ☐ Abdos

Exercer:	Ensemble:	1	2	3	4	5	6	7
	Répétitions							
	Lester							
	Répétitions							
	Lester							
	Répétitions							
	Lester							
	Répétitions							
	Lester							
	Répétitions							
	Lester							
	Répétitions							
	Lester							
	Répétitions							
	Lester							
	Répétitions							
	Lester							

Cardio	Temps	Distance	Rythme cardiaque	Calories brûlées

Des mesures

Cou	Biceps droit	Biceps gauche	Poitrine	Taille	Hanches	Cuisse droite	Cuisse gauche	Veau

Date: _____ **Groupe musculaire :** _____

L M M J V S D
○ ○ ○ ○ ○ ○ ○

Heure de début: _____

Lester: _____ **Heure de fin :** _____

☐ Haut du corps   ☐ Bas du corps   ☐ Abdos

Exercer:	Ensemble:	1	2	3	4	5	6	7
	Répétitions							
	Lester							
	Répétitions							
	Lester							
	Répétitions							
	Lester							
	Répétitions							
	Lester							
	Répétitions							
	Lester							
	Répétitions							
	Lester							
	Répétitions							
	Lester							
	Répétitions							
	Lester							

Cardio	Temps	Distance	Rythme cardiaque	Calories brûlées

Des mesures

Cou	Biceps droit	Biceps gauche	Poitrine	Taille	Hanches	Cuisse droite	Cuisse gauche	Veau

Date: _____   Groupe musculaire : _____

L M M J V S D   Heure de début: _____
○ ○ ○ ○ ○ ○ ○

Lester: _____   Heure de fin : _____

☐ Haut du corps   ☐ Bas du corps   ☐ Abdos

Exercer:	Ensemble:	1	2	3	4	5	6	7
	Répétitions							
	Lester							
	Répétitions							
	Lester							
	Répétitions							
	Lester							
	Répétitions							
	Lester							
	Répétitions							
	Lester							
	Répétitions							
	Lester							
	Répétitions							
	Lester							
	Répétitions							
	Lester							

Cardio	Temps	Distance	Rythme cardiaque	Calories brûlées

Des mesures

Cou	Biceps droit	Biceps gauche	Poitrine	Taille	Hanches	Cuisse droite	Cuisse gauche	Veau

Date: _____ **Groupe musculaire :** _____

L M M J V S D
○ ○ ○ ○ ○ ○ ○

Heure de début: _____

Lester: _____ **Heure de fin :** _____

☐ Haut du corps   ☐ Bas du corps   ☐ Abdos

Exercer:	Ensemble:	1	2	3	4	5	6	7
	Répétitions							
	Lester							
	Répétitions							
	Lester							
	Répétitions							
	Lester							
	Répétitions							
	Lester							
	Répétitions							
	Lester							
	Répétitions							
	Lester							
	Répétitions							
	Lester							
	Répétitions							
	Lester							

Cardio	Temps	Distance	Rythme cardiaque	Calories brûlées

Des mesures

Cou	Biceps droit	Biceps gauche	Poitrine	Taille	Hanches	Cuisse droite	Cuisse gauche	Veau

Date: _____   Groupe musculaire : _____

L M M J V S D   Heure de début: _____
○ ○ ○ ○ ○ ○ ○

Lester: _____   Heure de fin : _____

☐ Haut du corps   ☐ Bas du corps   ☐ Abdos

Exercer:	Ensemble:	1	2	3	4	5	6	7
	Répétitions							
	Lester							
	Répétitions							
	Lester							
	Répétitions							
	Lester							
	Répétitions							
	Lester							
	Répétitions							
	Lester							
	Répétitions							
	Lester							
	Répétitions							
	Lester							
	Répétitions							
	Lester							

Cardio	Temps	Distance	Rythme cardiaque	Calories brûlées

Des mesures

Cou	Biceps droit	Biceps gauche	Poitrine	Taille	Hanches	Cuisse droite	Cuisse gauche	Veau

Date: _____ **Groupe musculaire :** _____

L M M J V S D
◯ ◯ ◯ ◯ ◯ ◯ ◯

Heure de début: _____

Lester: _____ **Heure de fin :** _____

☐ Haut du corps   ☐ Bas du corps   ☐ Abdos

Exercer:	Ensemble:	1	2	3	4	5	6	7
	Répétitions							
	Lester							
	Répétitions							
	Lester							
	Répétitions							
	Lester							
	Répétitions							
	Lester							
	Répétitions							
	Lester							
	Répétitions							
	Lester							
	Répétitions							
	Lester							
	Répétitions							
	Lester							

Cardio	Temps	Distance	Rythme cardiaque	Calories brûlées

Des mesures

Cou	Biceps droit	Biceps gauche	Poitrine	Taille	Hanches	Cuisse droite	Cuisse gauche	Veau

Date: _____ **Groupe musculaire :** _____

L M M J V S D   **Heure de début:** _____
○ ○ ○ ○ ○ ○ ○

Lester: _____ **Heure de fin :** _____

☐ Haut du corps ☐ Bas du corps ☐ Abdos

Exercer:	Ensemble:	1	2	3	4	5	6	7
	Répétitions							
	Lester							
	Répétitions							
	Lester							
	Répétitions							
	Lester							
	Répétitions							
	Lester							
	Répétitions							
	Lester							
	Répétitions							
	Lester							
	Répétitions							
	Lester							
	Répétitions							
	Lester							

Cardio	Temps	Distance	Rythme cardiaque	Calories brûlées

Des mesures

Cou	Biceps droit	Biceps gauche	Poitrine	Taille	Hanches	Cuisse droite	Cuisse gauche	Veau

Date: _____ Groupe musculaire : _____

L M M J V S D
○ ○ ○ ○ ○ ○ ○

Heure de début: _____

Lester: _____ Heure de fin : _____

☐ Haut du corps   ☐ Bas du corps   ☐ Abdos

Exercer:	Ensemble:	1	2	3	4	5	6	7
	Répétitions							
	Lester							
	Répétitions							
	Lester							
	Répétitions							
	Lester							
	Répétitions							
	Lester							
	Répétitions							
	Lester							
	Répétitions							
	Lester							
	Répétitions							
	Lester							
	Répétitions							
	Lester							

Cardio	Temps	Distance	Rythme cardiaque	Calories brûlées

Des mesures

Cou	Biceps droit	Biceps gauche	Poitrine	Taille	Hanches	Cuisse droite	Cuisse gauche	Veau

Date: _____ **Groupe musculaire :** _____

L M M J V S D
○ ○ ○ ○ ○ ○ ○   **Heure de début:** _____

Lester: _____ **Heure de fin :** _____

☐ **Haut du corps**   ☐ **Bas du corps**   ☐ **Abdos**

Exercer:	Ensemble:	1	2	3	4	5	6	7
	Répétitions							
	Lester							
	Répétitions							
	Lester							
	Répétitions							
	Lester							
	Répétitions							
	Lester							
	Répétitions							
	Lester							
	Répétitions							
	Lester							
	Répétitions							
	Lester							
	Répétitions							
	Lester							

Cardio	Temps	Distance	Rythme cardiaque	Calories brûlées

Des mesures

Cou	Biceps droit	Biceps gauche	Poitrine	Taille	Hanches	Cuisse droite	Cuisse gauche	Veau

Date: _____ **Groupe musculaire :** _____

L M M J V S D
○ ○ ○ ○ ○ ○ ○   **Heure de début:** _____

Lester: _____ **Heure de fin :** _____

☐ **Haut du corps**   ☐ **Bas du corps**   ☐ **Abdos**

Exercer:	Ensemble:	1	2	3	4	5	6	7
	Répétitions							
	Lester							
	Répétitions							
	Lester							
	Répétitions							
	Lester							
	Répétitions							
	Lester							
	Répétitions							
	Lester							
	Répétitions							
	Lester							
	Répétitions							
	Lester							

Cardio	Temps	Distance	Rythme cardiaque	Calories brûlées

Des mesures

Cou	Biceps droit	Biceps gauche	Poitrine	Taille	Hanches	Cuisse droite	Cuisse gauche	Veau

Date: _____ **Groupe musculaire :** _____

L M M J V S D **Heure de début:** _____
○ ○ ○ ○ ○ ○ ○

Lester: _____ **Heure de fin :** _____

☐ **Haut du corps**   ☐ **Bas du corps**   ☐ **Abdos**

Exercer:	Ensemble:	1	2	3	4	5	6	7
	Répétitions							
	Lester							
	Répétitions							
	Lester							
	Répétitions							
	Lester							
	Répétitions							
	Lester							
	Répétitions							
	Lester							
	Répétitions							
	Lester							
	Répétitions							
	Lester							
	Répétitions							
	Lester							

Cardio	Temps	Distance	Rythme cardiaque	Calories brûlées

Des mesures

Cou	Biceps droit	Biceps gauche	Poitrine	Taille	Hanches	Cuisse droite	Cuisse gauche	Veau

Date: _____ **Groupe musculaire :** _____

L M M J V S D
○ ○ ○ ○ ○ ○ ○

Heure de début: _____

Lester: _____ **Heure de fin :** _____

☐ Haut du corps   ☐ Bas du corps   ☐ Abdos

Exercer:	Ensemble:	1	2	3	4	5	6	7
	Répétitions							
	Lester							
	Répétitions							
	Lester							
	Répétitions							
	Lester							
	Répétitions							
	Lester							
	Répétitions							
	Lester							
	Répétitions							
	Lester							
	Répétitions							
	Lester							
	Répétitions							
	Lester							

Cardio	Temps	Distance	Rythme cardiaque	Calories brûlées

Des mesures

Cou	Biceps droit	Biceps gauche	Poitrine	Taille	Hanches	Cuisse droite	Cuisse gauche	Veau

Date: _____   Groupe musculaire : _____

L M M J V S D   Heure de début: _____
○ ○ ○ ○ ○ ○ ○

Lester: _____ Heure de fin : _____

☐ Haut du corps   ☐ Bas du corps   ☐ Abdos

Exercer:	Ensemble:	1	2	3	4	5	6	7
	Répétitions							
	Lester							
	Répétitions							
	Lester							
	Répétitions							
	Lester							
	Répétitions							
	Lester							
	Répétitions							
	Lester							
	Répétitions							
	Lester							
	Répétitions							
	Lester							
	Répétitions							
	Lester							

Cardio	Temps	Distance	Rythme cardiaque	Calories brûlées

Des mesures

Cou	Biceps droit	Biceps gauche	Poitrine	Taille	Hanches	Cuisse droite	Cuisse gauche	Veau

Date: _____   **Groupe musculaire :** _____

L M M J V S D   **Heure de début:** _____
◯ ◯ ◯ ◯ ◯ ◯ ◯

Lester: _____ **Heure de fin :** _____

☐ **Haut du corps**   ☐ **Bas du corps**   ☐ **Abdos**

Exercer:	Ensemble:	1	2	3	4	5	6	7
	Répétitions							
	Lester							
	Répétitions							
	Lester							
	Répétitions							
	Lester							
	Répétitions							
	Lester							
	Répétitions							
	Lester							
	Répétitions							
	Lester							
	Répétitions							
	Lester							
	Répétitions							
	Lester							

Cardio	Temps	Distance	Rythme cardiaque	Calories brûlées

Des mesures

Cou	Biceps droit	Biceps gauche	Poitrine	Taille	Hanches	Cuisse droite	Cuisse gauche	Veau

Date: _____ **Groupe musculaire :** _____

L M M J V S D
○ ○ ○ ○ ○ ○ ○

Heure de début: _____

Lester: _____ **Heure de fin :** _____

☐ **Haut du corps**   ☐ **Bas du corps**   ☐ **Abdos**

Exercer:	Ensemble:	1	2	3	4	5	6	7
	Répétitions							
	Lester							
	Répétitions							
	Lester							
	Répétitions							
	Lester							
	Répétitions							
	Lester							
	Répétitions							
	Lester							
	Répétitions							
	Lester							
	Répétitions							
	Lester							

Cardio	Temps	Distance	Rythme cardiaque	Calories brûlées

Des mesures

Cou	Biceps droit	Biceps gauche	Poitrine	Taille	Hanches	Cuisse droite	Cuisse gauche	Veau

Date: _____ Groupe musculaire : _____

L M M J V S D
○ ○ ○ ○ ○ ○ ○

Heure de début: _____

Lester: _____ Heure de fin : _____

☐ Haut du corps   ☐ Bas du corps   ☐ Abdos

Exercer:	Ensemble:	1	2	3	4	5	6	7
	Répétitions							
	Lester							
	Répétitions							
	Lester							
	Répétitions							
	Lester							
	Répétitions							
	Lester							
	Répétitions							
	Lester							
	Répétitions							
	Lester							
	Répétitions							
	Lester							
	Répétitions							
	Lester							

Cardio	Temps	Distance	Rythme cardiaque	Calories brûlées

Des mesures

Cou	Biceps droit	Biceps gauche	Poitrine	Taille	Hanches	Cuisse droite	Cuisse gauche	Veau

Date: _____ Groupe musculaire : _____

L M M J V S D   Heure de début: _____
○ ○ ○ ○ ○ ○ ○

Lester: _____ Heure de fin : _____

☐ Haut du corps   ☐ Bas du corps   ☐ Abdos

Exercer:	Ensemble:	1	2	3	4	5	6	7
	Répétitions							
	Lester							
	Répétitions							
	Lester							
	Répétitions							
	Lester							
	Répétitions							
	Lester							
	Répétitions							
	Lester							
	Répétitions							
	Lester							
	Répétitions							
	Lester							
	Répétitions							
	Lester							

Cardio	Temps	Distance	Rythme cardiaque	Calories brûlées

Des mesures

Cou	Biceps droit	Biceps gauche	Poitrine	Taille	Hanches	Cuisse droite	Cuisse gauche	Veau

Date: _____ Groupe musculaire : _____

L M M J V S D   Heure de début: _____
○ ○ ○ ○ ○ ○ ○

Lester: _____ Heure de fin : _____

☐ Haut du corps   ☐ Bas du corps   ☐ Abdos

Exercer:	Ensemble:	1	2	3	4	5	6	7
	Répétitions							
	Lester							
	Répétitions							
	Lester							
	Répétitions							
	Lester							
	Répétitions							
	Lester							
	Répétitions							
	Lester							
	Répétitions							
	Lester							
	Répétitions							
	Lester							
	Répétitions							
	Lester							

Cardio	Temps	Distance	Rythme cardiaque	Calories brûlées

Des mesures

Cou	Biceps droit	Biceps gauche	Poitrine	Taille	Hanches	Cuisse droite	Cuisse gauche	Veau

Date: _____   Groupe musculaire : _____

L   M   M   J   V   S   D   Heure de début: _____
○   ○   ○   ○   ○   ○   ○

Lester: _____   Heure de fin : _____

☐ Haut du corps   ☐ Bas du corps   ☐ Abdos

Exercer:	Ensemble:	1	2	3	4	5	6	7
	Répétitions							
	Lester							
	Répétitions							
	Lester							
	Répétitions							
	Lester							
	Répétitions							
	Lester							
	Répétitions							
	Lester							
	Répétitions							
	Lester							
	Répétitions							
	Lester							
	Répétitions							
	Lester							

Cardio	Temps	Distance	Rythme cardiaque	Calories brûlées

Des mesures

Cou	Biceps droit	Biceps gauche	Poitrine	Taille	Hanches	Cuisse droite	Cuisse gauche	Veau

Date: _____ **Groupe musculaire :** _____

L M M J V S D **Heure de début:** _____
○ ○ ○ ○ ○ ○ ○

Lester: _____ **Heure de fin :** _____

☐ Haut du corps ☐ Bas du corps ☐ Abdos

Exercer:	Ensemble:	1	2	3	4	5	6	7
	Répétitions							
	Lester							
	Répétitions							
	Lester							
	Répétitions							
	Lester							
	Répétitions							
	Lester							
	Répétitions							
	Lester							
	Répétitions							
	Lester							
	Répétitions							
	Lester							
	Répétitions							
	Lester							

Cardio	Temps	Distance	Rythme cardiaque	Calories brûlées

Des mesures

Cou	Biceps droit	Biceps gauche	Poitrine	Taille	Hanches	Cuisse droite	Cuisse gauche	Veau

Date: _____   Groupe musculaire : _____

L M M J V S D   Heure de début: _____
○ ○ ○ ○ ○ ○ ○

Lester: _____ Heure de fin : _____

☐ Haut du corps   ☐ Bas du corps   ☐ Abdos

Exercer:	Ensemble:	1	2	3	4	5	6	7
	Répétitions							
	Lester							
	Répétitions							
	Lester							
	Répétitions							
	Lester							
	Répétitions							
	Lester							
	Répétitions							
	Lester							
	Répétitions							
	Lester							
	Répétitions							
	Lester							
	Répétitions							
	Lester							

Cardio	Temps	Distance	Rythme cardiaque	Calories brûlées

Des mesures

Cou	Biceps droit	Biceps gauche	Poitrine	Taille	Hanches	Cuisse droite	Cuisse gauche	Veau

Date: _____ Groupe musculaire : _____

L M M J V S D
○ ○ ○ ○ ○ ○ ○   Heure de début: _____

Lester: _____ Heure de fin : _____

☐ Haut du corps   ☐ Bas du corps   ☐ Abdos

Exercer:	Ensemble:	1	2	3	4	5	6	7
	Répétitions							
	Lester							
	Répétitions							
	Lester							
	Répétitions							
	Lester							
	Répétitions							
	Lester							
	Répétitions							
	Lester							
	Répétitions							
	Lester							
	Répétitions							
	Lester							
	Répétitions							
	Lester							

Cardio	Temps	Distance	Rythme cardiaque	Calories brûlées

Des mesures

Cou	Biceps droit	Biceps gauche	Poitrine	Taille	Hanches	Cuisse droite	Cuisse gauche	Veau

Date: _____ **Groupe musculaire :** _____

L   M   M   J   V   S   D
○   ○   ○   ○   ○   ○   ○

Heure de début: _____

Lester: _____ **Heure de fin :** _____

☐ Haut du corps   ☐ Bas du corps   ☐ Abdos

Exercer:	Ensemble:	1	2	3	4	5	6	7
	Répétitions							
	Lester							
	Répétitions							
	Lester							
	Répétitions							
	Lester							
	Répétitions							
	Lester							
	Répétitions							
	Lester							
	Répétitions							
	Lester							
	Répétitions							
	Lester							
	Répétitions							
	Lester							

Cardio	Temps	Distance	Rythme cardiaque	Calories brûlées

Des mesures

Cou	Biceps droit	Biceps gauche	Poitrine	Taille	Hanches	Cuisse droite	Cuisse gauche	Veau

Date: _____ **Groupe musculaire :** _____

L M M J V S D
◯ ◯ ◯ ◯ ◯ ◯ ◯

Heure de début: _____

Lester: _____ **Heure de fin :** _____

☐ Haut du corps   ☐ Bas du corps   ☐ Abdos

Exercer:	Ensemble:	1	2	3	4	5	6	7
	Répétitions							
	Lester							
	Répétitions							
	Lester							
	Répétitions							
	Lester							
	Répétitions							
	Lester							
	Répétitions							
	Lester							
	Répétitions							
	Lester							
	Répétitions							
	Lester							
	Répétitions							
	Lester							

Cardio	Temps	Distance	Rythme cardiaque	Calories brûlées

Des mesures

Cou	Biceps droit	Biceps gauche	Poitrine	Taille	Hanches	Cuisse droite	Cuisse gauche	Veau

Date: _____ Groupe musculaire : _____

L M M J V S D
○ ○ ○ ○ ○ ○ ○

Heure de début: _____

Lester: _____ Heure de fin : _____

☐ Haut du corps ☐ Bas du corps ☐ Abdos

Exercer:	Ensemble:	1	2	3	4	5	6	7
	Répétitions							
	Lester							
	Répétitions							
	Lester							
	Répétitions							
	Lester							
	Répétitions							
	Lester							
	Répétitions							
	Lester							
	Répétitions							
	Lester							
	Répétitions							
	Lester							
	Répétitions							
	Lester							

Cardio	Temps	Distance	Rythme cardiaque	Calories brûlées

Des mesures

Cou	Biceps droit	Biceps gauche	Poitrine	Taille	Hanches	Cuisse droite	Cuisse gauche	Veau

Date: _____ Groupe musculaire : _____

L M M J V S D Heure de début: _____
○ ○ ○ ○ ○ ○ ○

Lester:_____ Heure de fin : _____

☐ Haut du corps   ☐ Bas du corps   ☐ Abdos

Exercer:	Ensemble:	1	2	3	4	5	6	7
	Répétitions							
	Lester							
	Répétitions							
	Lester							
	Répétitions							
	Lester							
	Répétitions							
	Lester							
	Répétitions							
	Lester							
	Répétitions							
	Lester							
	Répétitions							
	Lester							
	Répétitions							
	Lester							

Cardio	Temps	Distance	Rythme cardiaque	Calories brûlées

Des mesures

Cou	Biceps droit	Biceps gauche	Poitrine	Taille	Hanches	Cuisse droite	Cuisse gauche	Veau

Date: _____   Groupe musculaire : _____

L M M J V S D   Heure de début: _____
○ ○ ○ ○ ○ ○ ○

Lester: _____ Heure de fin : _____

☐ Haut du corps   ☐ Bas du corps   ☐ Abdos

Exercer:	Ensemble:	1	2	3	4	5	6	7
	Répétitions							
	Lester							
	Répétitions							
	Lester							
	Répétitions							
	Lester							
	Répétitions							
	Lester							
	Répétitions							
	Lester							
	Répétitions							
	Lester							
	Répétitions							
	Lester							

Cardio	Temps	Distance	Rythme cardiaque	Calories brûlées

Des mesures

Cou	Biceps droit	Biceps gauche	Poitrine	Taille	Hanches	Cuisse droite	Cuisse gauche	Veau

Date: _____ Groupe musculaire : _____

L M M J V S D Heure de début: _____
○ ○ ○ ○ ○ ○ ○

Lester: _____ Heure de fin : _____

☐ Haut du corps   ☐ Bas du corps   ☐ Abdos

Exercer:	Ensemble:	1	2	3	4	5	6	7
	Répétitions							
	Lester							
	Répétitions							
	Lester							
	Répétitions							
	Lester							
	Répétitions							
	Lester							
	Répétitions							
	Lester							
	Répétitions							
	Lester							
	Répétitions							
	Lester							
	Répétitions							
	Lester							

Cardio	Temps	Distance	Rythme cardiaque	Calories brûlées

Des mesures

Cou	Biceps droit	Biceps gauche	Poitrine	Taille	Hanches	Cuisse droite	Cuisse gauche	Veau

Date: _____ Groupe musculaire : _____

L M M J V S D
○ ○ ○ ○ ○ ○ ○

Heure de début: _____

Lester: _____ Heure de fin : _____

☐ Haut du corps   ☐ Bas du corps   ☐ Abdos

Exercer:	Ensemble:	1	2	3	4	5	6	7
	Répétitions							
	Lester							
	Répétitions							
	Lester							
	Répétitions							
	Lester							
	Répétitions							
	Lester							
	Répétitions							
	Lester							
	Répétitions							
	Lester							
	Répétitions							
	Lester							
	Répétitions							
	Lester							

Cardio	Temps	Distance	Rythme cardiaque	Calories brûlées

Des mesures

Cou	Biceps droit	Biceps gauche	Poitrine	Taille	Hanches	Cuisse droite	Cuisse gauche	Veau

Date: _____ **Groupe musculaire :** _____

L   M   M   J   V   S   D   **Heure de début:** _____
○   ○   ○   ○   ○   ○   ○

Lester: _____ **Heure de fin :** _____

☐ **Haut du corps**   ☐ **Bas du corps**   ☐ **Abdos**

Exercer:	Ensemble:	1	2	3	4	5	6	7
	Répétitions							
	Lester							
	Répétitions							
	Lester							
	Répétitions							
	Lester							
	Répétitions							
	Lester							
	Répétitions							
	Lester							
	Répétitions							
	Lester							
	Répétitions							
	Lester							
	Répétitions							
	Lester							

Cardio	Temps	Distance	Rythme cardiaque	Calories brûlées

Des mesures

Cou	Biceps droit	Biceps gauche	Poitrine	Taille	Hanches	Cuisse droite	Cuisse gauche	Veau

Date: _____ **Groupe musculaire :** _____

L M M J V S D
○ ○ ○ ○ ○ ○ ○

Heure de début: _____

Lester: _____ **Heure de fin :** _____

☐ **Haut du corps**   ☐ **Bas du corps**   ☐ **Abdos**

Exercer:	Ensemble:	1	2	3	4	5	6	7
	Répétitions							
	Lester							
	Répétitions							
	Lester							
	Répétitions							
	Lester							
	Répétitions							
	Lester							
	Répétitions							
	Lester							
	Répétitions							
	Lester							
	Répétitions							
	Lester							
	Répétitions							
	Lester							

Cardio	Temps	Distance	Rythme cardiaque	Calories brûlées

Des mesures

Cou	Biceps droit	Biceps gauche	Poitrine	Taille	Hanches	Cuisse droite	Cuisse gauche	Veau

Date: _____ **Groupe musculaire :** _____

L M M J V S D   **Heure de début:** _____
○ ○ ○ ○ ○ ○ ○

Lester: _____ **Heure de fin :** _____

☐ **Haut du corps**   ☐ **Bas du corps**   ☐ **Abdos**

Exercer:	Ensemble:	1	2	3	4	5	6	7
	Répétitions							
	Lester							
	Répétitions							
	Lester							
	Répétitions							
	Lester							
	Répétitions							
	Lester							
	Répétitions							
	Lester							
	Répétitions							
	Lester							
	Répétitions							
	Lester							
	Répétitions							
	Lester							

Cardio	Temps	Distance	Rythme cardiaque	Calories brûlées

Des mesures

Cou	Biceps droit	Biceps gauche	Poitrine	Taille	Hanches	Cuisse droite	Cuisse gauche	Veau

Date: _____ **Groupe musculaire :** _____

L M M J V S D
◯ ◯ ◯ ◯ ◯ ◯ ◯   **Heure de début:** _____

Lester: _____ **Heure de fin :** _____

☐ **Haut du corps**   ☐ **Bas du corps**   ☐ **Abdos**

Exercer:	Ensemble:	1	2	3	4	5	6	7
	Répétitions							
	Lester							
	Répétitions							
	Lester							
	Répétitions							
	Lester							
	Répétitions							
	Lester							
	Répétitions							
	Lester							
	Répétitions							
	Lester							
	Répétitions							
	Lester							
	Répétitions							
	Lester							

Cardio	Temps	Distance	Rythme cardiaque	Calories brûlées

Des mesures

Cou	Biceps droit	Biceps gauche	Poitrine	Taille	Hanches	Cuisse droite	Cuisse gauche	Veau

Date: _____ **Groupe musculaire :** _____

L M M J V S D **Heure de début:** _____
○ ○ ○ ○ ○ ○ ○

Lester: _____ **Heure de fin :** _____

☐ Haut du corps   ☐ Bas du corps   ☐ Abdos

Exercer:	Ensemble:	1	2	3	4	5	6	7
	Répétitions							
	Lester							
	Répétitions							
	Lester							
	Répétitions							
	Lester							
	Répétitions							
	Lester							
	Répétitions							
	Lester							
	Répétitions							
	Lester							
	Répétitions							
	Lester							
	Répétitions							
	Lester							

Cardio	Temps	Distance	Rythme cardiaque	Calories brûlées

Des mesures

Cou	Biceps droit	Biceps gauche	Poitrine	Taille	Hanches	Cuisse droite	Cuisse gauche	Veau

Date: _____ **Groupe musculaire :** _____

L M M J V S D **Heure de début:** _____
○ ○ ○ ○ ○ ○ ○

Lester: _____ **Heure de fin :** _____

☐ Haut du corps   ☐ Bas du corps   ☐ Abdos

Exercer:	Ensemble:	1	2	3	4	5	6	7
	Répétitions							
	Lester							
	Répétitions							
	Lester							
	Répétitions							
	Lester							
	Répétitions							
	Lester							
	Répétitions							
	Lester							
	Répétitions							
	Lester							
	Répétitions							
	Lester							
	Répétitions							
	Lester							

Cardio	Temps	Distance	Rythme cardiaque	Calories brûlées

Des mesures

Cou	Biceps droit	Biceps gauche	Poitrine	Taille	Hanches	Cuisse droite	Cuisse gauche	Veau

Date: _____ Groupe musculaire : _____

L M M J V S D   Heure de début: _____
○ ○ ○ ○ ○ ○ ○

Lester: _____ Heure de fin : _____

☐ Haut du corps   ☐ Bas du corps   ☐ Abdos

Exercer:	Ensemble:	1	2	3	4	5	6	7
	Répétitions							
	Lester							
	Répétitions							
	Lester							
	Répétitions							
	Lester							
	Répétitions							
	Lester							
	Répétitions							
	Lester							
	Répétitions							
	Lester							
	Répétitions							
	Lester							
	Répétitions							
	Lester							

Cardio	Temps	Distance	Rythme cardiaque	Calories brûlées

Des mesures

Cou	Biceps droit	Biceps gauche	Poitrine	Taille	Hanches	Cuisse droite	Cuisse gauche	Veau

Date: _____ Groupe musculaire : _____

L M M J V S D
○ ○ ○ ○ ○ ○ ○

Heure de début: _____

Lester: _____ Heure de fin : _____

☐ Haut du corps   ☐ Bas du corps   ☐ Abdos

Exercer:	Ensemble:	1	2	3	4	5	6	7
	Répétitions							
	Lester							
	Répétitions							
	Lester							
	Répétitions							
	Lester							
	Répétitions							
	Lester							
	Répétitions							
	Lester							
	Répétitions							
	Lester							
	Répétitions							
	Lester							
	Répétitions							
	Lester							

Cardio	Temps	Distance	Rythme cardiaque	Calories brûlées

Des mesures

Cou	Biceps droit	Biceps gauche	Poitrine	Taille	Hanches	Cuisse droite	Cuisse gauche	Veau

Date: _____ Groupe musculaire : _____

L M M J V S D Heure de début: _____
○ ○ ○ ○ ○ ○ ○

Lester: _____ Heure de fin : _____

☐ Haut du corps ☐ Bas du corps ☐ Abdos

Exercer:	Ensemble:	1	2	3	4	5	6	7
	Répétitions							
	Lester							
	Répétitions							
	Lester							
	Répétitions							
	Lester							
	Répétitions							
	Lester							
	Répétitions							
	Lester							
	Répétitions							
	Lester							
	Répétitions							
	Lester							
	Répétitions							
	Lester							

Cardio	Temps	Distance	Rythme cardiaque	Calories brûlées

Des mesures

Cou	Biceps droit	Biceps gauche	Poitrine	Taille	Hanches	Cuisse droite	Cuisse gauche	Veau

Date: _____ Groupe musculaire : _____

L M M J V S D   Heure de début: _____
○ ○ ○ ○ ○ ○ ○

Lester: _____ Heure de fin : _____

☐ Haut du corps   ☐ Bas du corps   ☐ Abdos

Exercer:	Ensemble:	1	2	3	4	5	6	7
	Répétitions							
	Lester							
	Répétitions							
	Lester							
	Répétitions							
	Lester							
	Répétitions							
	Lester							
	Répétitions							
	Lester							
	Répétitions							
	Lester							
	Répétitions							
	Lester							
	Répétitions							
	Lester							

Cardio	Temps	Distance	Rythme cardiaque	Calories brûlées

Des mesures

Cou	Biceps droit	Biceps gauche	Poitrine	Taille	Hanches	Cuisse droite	Cuisse gauche	Veau

Date: _____   Groupe musculaire : _____

L M M J V S D   Heure de début: _____
○ ○ ○ ○ ○ ○ ○

Lester: _____   Heure de fin : _____

☐ Haut du corps   ☐ Bas du corps   ☐ Abdos

Exercer:	Ensemble:	1	2	3	4	5	6	7
	Répétitions							
	Lester							
	Répétitions							
	Lester							
	Répétitions							
	Lester							
	Répétitions							
	Lester							
	Répétitions							
	Lester							
	Répétitions							
	Lester							
	Répétitions							
	Lester							
	Répétitions							
	Lester							

Cardio	Temps	Distance	Rythme cardiaque	Calories brûlées

Des mesures

Cou	Biceps droit	Biceps gauche	Poitrine	Taille	Hanches	Cuisse droite	Cuisse gauche	Veau

Date: _____ Groupe musculaire : _____

L M M J V S D   Heure de début: _____
○ ○ ○ ○ ○ ○ ○

Lester:_____ Heure de fin : _____

☐ Haut du corps   ☐ Bas du corps   ☐ Abdos

Exercer:	Ensemble:	1	2	3	4	5	6	7
	Répétitions							
	Lester							
	Répétitions							
	Lester							
	Répétitions							
	Lester							
	Répétitions							
	Lester							
	Répétitions							
	Lester							
	Répétitions							
	Lester							
	Répétitions							
	Lester							
	Répétitions							
	Lester							

Cardio	Temps	Distance	Rythme cardiaque	Calories brûlées

Des mesures

Cou	Biceps droit	Biceps gauche	Poitrine	Taille	Hanches	Cuisse droite	Cuisse gauche	Veau

Date: _____ Groupe musculaire : _____

L M M J V S D   Heure de début: _____
○ ○ ○ ○ ○ ○ ○

Lester: _____ Heure de fin : _____

☐ Haut du corps   ☐ Bas du corps   ☐ Abdos

Exercer:	Ensemble:	1	2	3	4	5	6	7
	Répétitions							
	Lester							
	Répétitions							
	Lester							
	Répétitions							
	Lester							
	Répétitions							
	Lester							
	Répétitions							
	Lester							
	Répétitions							
	Lester							
	Répétitions							
	Lester							
	Répétitions							
	Lester							

Cardio	Temps	Distance	Rythme cardiaque	Calories brûlées

Des mesures

Cou	Biceps droit	Biceps gauche	Poitrine	Taille	Hanches	Cuisse droite	Cuisse gauche	Veau

Date: _____ **Groupe musculaire :** _____

L M M J V S D
○ ○ ○ ○ ○ ○ ○

Heure de début: _____

Lester: _____ **Heure de fin :** _____

☐ Haut du corps   ☐ Bas du corps   ☐ Abdos

Exercer:	Ensemble:	1	2	3	4	5	6	7
	Répétitions							
	Lester							
	Répétitions							
	Lester							
	Répétitions							
	Lester							
	Répétitions							
	Lester							
	Répétitions							
	Lester							
	Répétitions							
	Lester							
	Répétitions							
	Lester							
	Répétitions							
	Lester							

Cardio	Temps	Distance	Rythme cardiaque	Calories brûlées

Des mesures

Cou	Biceps droit	Biceps gauche	Poitrine	Taille	Hanches	Cuisse droite	Cuisse gauche	Veau

Date: _____ **Groupe musculaire :** _____

L M M J V S D **Heure de début:** _____
◯ ◯ ◯ ◯ ◯ ◯ ◯

Lester: _____ **Heure de fin :** _____

☐ Haut du corps ☐ Bas du corps ☐ Abdos

Exercer:	Ensemble:	1	2	3	4	5	6	7
	Répétitions							
	Lester							
	Répétitions							
	Lester							
	Répétitions							
	Lester							
	Répétitions							
	Lester							
	Répétitions							
	Lester							
	Répétitions							
	Lester							
	Répétitions							
	Lester							
	Répétitions							
	Lester							

Cardio	Temps	Distance	Rythme cardiaque	Calories brûlées

Des mesures

Cou	Biceps droit	Biceps gauche	Poitrine	Taille	Hanches	Cuisse droite	Cuisse gauche	Veau

Date: _____ **Groupe musculaire :** _____

L M M J V S D
◯ ◯ ◯ ◯ ◯ ◯ ◯   **Heure de début:** _____

Lester: _____ **Heure de fin :** _____

☐ **Haut du corps** ☐ **Bas du corps** ☐ **Abdos**

Exercer:	Ensemble:	1	2	3	4	5	6	7
	Répétitions							
	Lester							
	Répétitions							
	Lester							
	Répétitions							
	Lester							
	Répétitions							
	Lester							
	Répétitions							
	Lester							
	Répétitions							
	Lester							
	Répétitions							
	Lester							
	Répétitions							
	Lester							

Cardio	Temps	Distance	Rythme cardiaque	Calories brûlées

Des mesures

Cou	Biceps droit	Biceps gauche	Poitrine	Taille	Hanches	Cuisse droite	Cuisse gauche	Veau

Date: _____ Groupe musculaire : _____

L M M J V S D   Heure de début: _____
○ ○ ○ ○ ○ ○ ○

Lester: _____ Heure de fin : _____

☐ Haut du corps   ☐ Bas du corps   ☐ Abdos

Exercer:	Ensemble:	1	2	3	4	5	6	7
	Répétitions							
	Lester							
	Répétitions							
	Lester							
	Répétitions							
	Lester							
	Répétitions							
	Lester							
	Répétitions							
	Lester							
	Répétitions							
	Lester							
	Répétitions							
	Lester							
	Répétitions							
	Lester							

Cardio	Temps	Distance	Rythme cardiaque	Calories brûlées

Des mesures

Cou	Biceps droit	Biceps gauche	Poitrine	Taille	Hanches	Cuisse droite	Cuisse gauche	Veau

Date: _____ **Groupe musculaire :** _____

L M M J V S D
○ ○ ○ ○ ○ ○ ○

Heure de début: _____

Lester: _____ **Heure de fin :** _____

☐ **Haut du corps**   ☐ **Bas du corps**   ☐ **Abdos**

Exercer:	Ensemble:	1	2	3	4	5	6	7
	Répétitions							
	Lester							
	Répétitions							
	Lester							
	Répétitions							
	Lester							
	Répétitions							
	Lester							
	Répétitions							
	Lester							
	Répétitions							
	Lester							
	Répétitions							
	Lester							
	Répétitions							
	Lester							

Cardio	Temps	Distance	Rythme cardiaque	Calories brûlées

Des mesures

Cou	Biceps droit	Biceps gauche	Poitrine	Taille	Hanches	Cuisse droite	Cuisse gauche	Veau

Date: _____ Groupe musculaire : _____

L M M J V S D   Heure de début: _____
○ ○ ○ ○ ○ ○ ○

Lester: _____ Heure de fin : _____

☐ Haut du corps   ☐ Bas du corps   ☐ Abdos

Exercer:	Ensemble:	1	2	3	4	5	6	7
	Répétitions							
	Lester							
	Répétitions							
	Lester							
	Répétitions							
	Lester							
	Répétitions							
	Lester							
	Répétitions							
	Lester							
	Répétitions							
	Lester							
	Répétitions							
	Lester							

Cardio	Temps	Distance	Rythme cardiaque	Calories brûlées

Des mesures

Cou	Biceps droit	Biceps gauche	Poitrine	Taille	Hanches	Cuisse droite	Cuisse gauche	Veau

Date: _____ Groupe musculaire : _____

L M M J V S D   Heure de début: _____
○ ○ ○ ○ ○ ○ ○

Lester: _____ Heure de fin : _____

☐ Haut du corps   ☐ Bas du corps   ☐ Abdos

Exercer:	Ensemble:	1	2	3	4	5	6	7
	Répétitions							
	Lester							
	Répétitions							
	Lester							
	Répétitions							
	Lester							
	Répétitions							
	Lester							
	Répétitions							
	Lester							
	Répétitions							
	Lester							
	Répétitions							
	Lester							
	Répétitions							
	Lester							

Cardio	Temps	Distance	Rythme cardiaque	Calories brûlées

Des mesures

Cou	Biceps droit	Biceps gauche	Poitrine	Taille	Hanches	Cuisse droite	Cuisse gauche	Veau

Date: _____ Groupe musculaire : _____

L M M J V S D Heure de début: _____
○ ○ ○ ○ ○ ○ ○

Lester: _____ Heure de fin : _____

☐ Haut du corps   ☐ Bas du corps   ☐ Abdos

Exercer:	Ensemble:	1	2	3	4	5	6	7
	Répétitions							
	Lester							
	Répétitions							
	Lester							
	Répétitions							
	Lester							
	Répétitions							
	Lester							
	Répétitions							
	Lester							
	Répétitions							
	Lester							
	Répétitions							
	Lester							

Cardio	Temps	Distance	Rythme cardiaque	Calories brûlées

Des mesures

Cou	Biceps droit	Biceps gauche	Poitrine	Taille	Hanches	Cuisse droite	Cuisse gauche	Veau

Date: _____ **Groupe musculaire :** _____

L M M J V S D **Heure de début:** _____
○ ○ ○ ○ ○ ○ ○

Lester: _____ **Heure de fin :** _____

☐ **Haut du corps** ☐ **Bas du corps** ☐ **Abdos**

Exercer:	Ensemble:	1	2	3	4	5	6	7
	Répétitions							
	Lester							
	Répétitions							
	Lester							
	Répétitions							
	Lester							
	Répétitions							
	Lester							
	Répétitions							
	Lester							
	Répétitions							
	Lester							
	Répétitions							
	Lester							
	Répétitions							
	Lester							

Cardio	Temps	Distance	Rythme cardiaque	Calories brûlées

Des mesures

Cou	Biceps droit	Biceps gauche	Poitrine	Taille	Hanches	Cuisse droite	Cuisse gauche	Veau

Date: _____ Groupe musculaire : _____

L M M J V S D   Heure de début: _____
◯ ◯ ◯ ◯ ◯ ◯ ◯

Lester: _____ Heure de fin : _____

☐ Haut du corps   ☐ Bas du corps   ☐ Abdos

Exercer:	Ensemble:	1	2	3	4	5	6	7
	Répétitions							
	Lester							
	Répétitions							
	Lester							
	Répétitions							
	Lester							
	Répétitions							
	Lester							
	Répétitions							
	Lester							
	Répétitions							
	Lester							
	Répétitions							
	Lester							
	Répétitions							
	Lester							

Cardio	Temps	Distance	Rythme cardiaque	Calories brûlées

Des mesures

Cou	Biceps droit	Biceps gauche	Poitrine	Taille	Hanches	Cuisse droite	Cuisse gauche	Veau

Date: _____ Groupe musculaire : _____

L M M J V S D   Heure de début: _____
○ ○ ○ ○ ○ ○ ○

Lester: _____ Heure de fin : _____

☐ Haut du corps   ☐ Bas du corps   ☐ Abdos

Exercer:	Ensemble:	1	2	3	4	5	6	7
	Répétitions							
	Lester							
	Répétitions							
	Lester							
	Répétitions							
	Lester							
	Répétitions							
	Lester							
	Répétitions							
	Lester							
	Répétitions							
	Lester							
	Répétitions							
	Lester							
	Répétitions							
	Lester							

Cardio	Temps	Distance	Rythme cardiaque	Calories brûlées

Des mesures

Cou	Biceps droit	Biceps gauche	Poitrine	Taille	Hanches	Cuisse droite	Cuisse gauche	Veau

Date: _____ **Groupe musculaire :** _____

L M M J V S D
○ ○ ○ ○ ○ ○ ○

Heure de début: _____

Lester: _____ **Heure de fin :** _____

☐ Haut du corps   ☐ Bas du corps   ☐ Abdos

Exercer:	Ensemble:	1	2	3	4	5	6	7
	Répétitions							
	Lester							
	Répétitions							
	Lester							
	Répétitions							
	Lester							
	Répétitions							
	Lester							
	Répétitions							
	Lester							
	Répétitions							
	Lester							
	Répétitions							
	Lester							
	Répétitions							
	Lester							

Cardio	Temps	Distance	Rythme cardiaque	Calories brûlées

Des mesures

Cou	Biceps droit	Biceps gauche	Poitrine	Taille	Hanches	Cuisse droite	Cuisse gauche	Veau

Date: _____ Groupe musculaire : _____

L M M J V S D   Heure de début: _____
○ ○ ○ ○ ○ ○ ○

Lester:_____ Heure de fin : _____

☐ Haut du corps   ☐ Bas du corps   ☐ Abdos

Exercer:	Ensemble:	1	2	3	4	5	6	7
	Répétitions							
	Lester							
	Répétitions							
	Lester							
	Répétitions							
	Lester							
	Répétitions							
	Lester							
	Répétitions							
	Lester							
	Répétitions							
	Lester							
	Répétitions							
	Lester							
	Répétitions							
	Lester							

Cardio	Temps	Distance	Rythme cardiaque	Calories brûlées

Des mesures

Cou	Biceps droit	Biceps gauche	Poitrine	Taille	Hanches	Cuisse droite	Cuisse gauche	Veau

Date: _____ **Groupe musculaire :** _____

L M M J V S D **Heure de début:** _____
○ ○ ○ ○ ○ ○ ○

Lester: _____ **Heure de fin :** _____

☐ Haut du corps ☐ Bas du corps ☐ Abdos

Exercer:	Ensemble:	1	2	3	4	5	6	7
	Répétitions							
	Lester							
	Répétitions							
	Lester							
	Répétitions							
	Lester							
	Répétitions							
	Lester							
	Répétitions							
	Lester							
	Répétitions							
	Lester							
	Répétitions							
	Lester							
	Répétitions							
	Lester							

Cardio	Temps	Distance	Rythme cardiaque	Calories brûlées

Des mesures

Cou	Biceps droit	Biceps gauche	Poitrine	Taille	Hanches	Cuisse droite	Cuisse gauche	Veau

www.ingramcontent.com/pod-product-compliance
Lightning Source LLC
Chambersburg PA
CBHW070033040426
42333CB00040B/1583